DES

CONGESTIONS PULMONAIRES

À PNEUMOCOQUES

PAR

Le Dr Marcel ROUX

EX INTERNE PROVISOIRE DES HOPITAUX

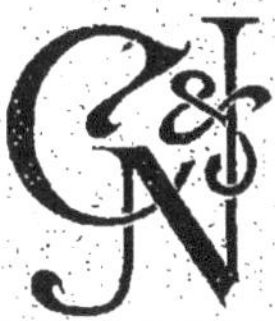

PARIS

GEORGES CARRÉ et C. NAUD, ÉDITEURS

3, RUE RACINE, 3

1899

DES

CONGESTIONS PULMONAIRES

A PNEUMOCOQUES

PAR

Le Dr Marcel ROUX

EX INTERNE PROVISOIRE DES HOPITAUX

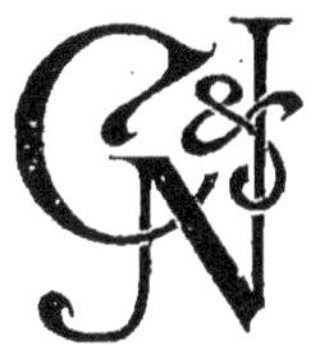

PARIS

GEORGES CARRÉ et C. NAUD, ÉDITEURS

3, RUE RACINE, 3

—

1899

A MON PÈRE ET A MA MÈRE

A MES PARENTS

A MES AMIS

A M. LE DOCTEUR FAISANS

A M. LE PROFESSEUR POTAIN

INTRODUCTION

Au cours de l'année que nous avons passée à l'hôpital Saint-Antoine, dans le service de M. le Dr Caussade,
et lorsque, pendant quelques mois, nous avons suivi à
l'hôpital de la Charité la visite du Dr Labadie-Lagrave
nous avons eu l'occasion d'observer plusieurs cas de congestion pulmonaire à pneumocoques. L'un des malades fut
même, de la part de M. Caussade et de son interne,
M. Laubry, l'objet d'une présentation à la Société médicale des Hôpitaux, tant au point de vue de la physionomie particulière de son affection que de la persistance et de
la virulence de l'agent pathogène.

Le reste de nos observations offre deux catégories : les
unes ont un côté clinique intéressant par la longue durée de
l'évolution qui ne le cède en rien au précédent, et un côté
bactériologique identique au point de vue de la nature, dif-
érent au point de vue de la virulence du pneumocoque ; les
autres se rapprochent des observations publiées par Carrière, de Bordeaux, et ont permis à cet auteur de décrire après
Grasset, de Montpellier. les pneumococcies atténuées.

Il est donc intéressant en nous appuyant, et sur les

faits observés par nos maîtres et par nous, et sur les cas récemment publiés, de grouper dans un même chapitre les congestions pulmonaires ayant une étiologie identique, relevant d'un même agent pathogène, le pneumocoque : de montrer les différentes modalités cliniques qu'il peut déterminer en insistant sur les particularités que comportent les observations ; de bien différencier l'affection qui nous occupe des congestions pulmonaires non pneumococciques, et des manifestations pulmonaires du pneumocoque autres que la congestion, pneumonie franche ou pneumonie bâtarde. Tel est le but que nous avons essayé d'atteindre dans notre thèse.

M. le Pr Potain voudra bien nous permettre de lui adresser tout d'abord, avec l'expression de nos plus respectueux hommages, tous nos remerciements pour le grand honneur qu'il nous fait en acceptant de la présider.

Nous profitons aussi avec joie de cette occasion qui s'offre à nous, au terme de nos études médicales, de dire notre reconnaissance à nos maîtres dans les hôpitaux : au prix de leur temps et toujours avec la plus grande mansuétude, ils nous ont enseigné l'art médical, ils n'ont cessé de nous donner aussi l'exemple de la charité et du dévouement ; en qualité de stagiaire, d'externe, puis d'interne provisoire, nous n'avons cessé de trouver près d'eux accueil encourageant et leçons profitables.

Cette reconnaissance s'adresse à M. le Dr Faisans dont nous fûmes l'externe et qui dans le cours de cette année là, et depuis, dans bien des circonstances nous a donné des marques d'une bienveillance dont nous lui avons une particulière gratitude.

A M. le Dr MONOD, dont nous fûmes aussi l'externe et qui eut envers nous cette même bonté qui le fait vénérer de tous ses élèves.

A MM. les Drs CAUSSADE et LABADIE-LAGRAVE, dans le service desquels nous eûmes l'occasion de prendre les observations qui font l'objet de cette thèse et que nous reproduisons ici sous leur parrainage.

Merci, enfin, à notre ami LAUBRY, interne des hôpitaux, avec qui, dans le service de ces messieurs, nous avons suivi les malades, sujets des observations, dont l'une fut présentée par lui à la Société médicale des Hôpitaux, et qui nous a guidé dans nos travaux avec tant de sûreté, de zèle et d'affabilité.

HISTORIQUE

Bien qu'elle constitue un processus anatomique nettement défini, la congestion pulmonaire ne date véritablement dans l'histoire clinique que depuis Woillez.

Avant lui, la plupart des auteurs n'y voyaient qu'un des éléments les moins importants des autres affections pulmonaires ou cardiaques, un élément secondaire que l'on pouvait sans inconvénient passer sous silence. Toutefois, Andral consacre dans son Anatomie pathologique un chapitre à l'hyperémie en général: Jolly, dans l'article Congestion, du Dictionnaire de médecine et de chirurgie pratiques, consacre quelques lignes à la congestion du poumon, fréquente dans cet organe si vasculaire; Hermann et Dechambre différencient la congestion de l'inflammation pulmonaire. Mais, les recherches à ce sujet restaient cantonnées dans le domaine anatomique : la clinique n'en profita pas ou très peu, soit que les symptômes échappèrent aux médecins, soit qu'ils furent confondus avec ceux d'affections différentes.

Il faut cependant noter un court, mais intéressant passage d'un précurseur de Woillez, où l'œuvre de ce dernier se trouve comme résumée ; Fournet, dans ses recherches cliniques sur l'auscultation, parues en 1839, consacre à la congestion pulmonaire un petit chapitre intitulé : Congestion sanguine active des poumons : « Les symptômes apparaissaient, dit-il, souvent comme les premières manifestations de la pneumonie, mais disparaissaient rapidement sans laisser de traces. C'étaient du côté fonctionnel un point de côté pleurétique, une toux sèche et légère, un caractère humide et visqueux de la respiration, qui était en même temps accélérée, des crachats peu abondants, âcres, blancs, un sentiment de gêne et d'étouffement ; du côté physique, une diminution sensible des deux bruits respiratoires, un peu d'obscurité du son, une diminution des vibrations thoraciques (?), un râle humide à petites bulles. Ces symptômes traversaient des lésions différentes de celles de la pneumonie siégeant ordinairement dans le 1/3 moyen du poumon et en arrière. La description, sauf quelques erreurs et quelques omissions, mérite d'être retenue : c'est celle de la congestion pulmonaire aiguë, telle que Woillez va la décrire.

En effet, en décembre 1853, Woillez lut à la Société médicale son premier mémoire ayant pour titre : De la congestion pulmonaire considérée comme élément habituel des maladies aiguës (in *Arch. gén. de médecine*, 1854, t. III). En 1860, il résume dans son Dictionnaire de diagnostics les résultats qu'il a obtenus; il en fait le sujet de quelques conférences à Cochin et à Necker, et en 1866, il lit à l'Académie de médecine un résumé de tout ce qui concerne la congestion pulmonaire idiopathique. Enfin en 1872, dans son Traité clinique des maladies des organes respiratoires, il donne une description complète ou mieux, il crée de toutes pièces une affection nouvelle, la congestion pulmonaire idiopathique à laquelle il donne la place nosologique qu'elle devait occuper. Dorénavant, on devait envisager la congestion pulmonaire sous son véritable jour, c'est-à-dire, d'une part, comme une manifestation secondaire à d'autres affections soit générales, soit locales et pulmonaires : d'autre part, comme une entité morbide, une véritable affection primitive avec des symptômes et une évolution propres.

Loin de détruire la conception de Woillez, les auteurs qui vinrent après lui ne cherchèrent qu'à l'élargir. Cadet de Gassicourt étudie la congestion idiopathique chez les enfants. M. Potain décrit la forme pleuro-pulmonaire, en 1883, et, la même année, M. Grancher, dans une communication à la Société des hôpitaux, montre l'existence d'un état morbide du poumon différent de la congestion de Woillez, et de la pneumonie franche, simulant une pleurésie avec épanchement, et méritant une description et une dénomination propres : Il l'appelle spléno-pneumonie. Dans la suite, un assez grand nombre de travaux confirment et complètent la communication de M. Grancher, parmi lesquels nous citerons les thèses de Bourdel, de Mlle Brandhendler, les observations de Berthier, les Revues de Dreyfus-Brisac et Legendre, et surtout celles de Queyrat, où il oppose nettement la congestion à forme de pneumonie de Woillez, à la congestion à forme de pleurésie de Grancher ; Weill, de Lyon, complète cette histoire de la congestion pulmonaire telle que nous la possédons actuellement, en rapportant, dans la

Province médicale de 1891, l'observation d'un malade frappé d'une congestion à rechutes, analogue à l'hémoglobinurie paroxystique.

Depuis lors, l'historique de la congestion idiopathique entre dans une nouvelle phase : celle des recherches bactériologiques. Longtemps vains, ces efforts à l'heure actuelle paraissent devoir aboutir. En effet, si dans les congestions type Woillez, M. Duflocq recherche en vain le pneumocoque, si, dans les spléno-pneumonies, les résultats ont été tantôt négatifs (Grancher), tantôt incertains (Chantemesse), par contre s'affirme chaque jour le rôle du pneumocoque dans la pathogénie de l'affection qui nous occupe. Ils *ont été rencontrés* dans toutes les formes cliniques signalées (Alfaro-Carrière) et le Pr Grasset, abordant franchement la classification pathogénique des congestions, les décrivait dans ses Leçons de clinique de 1896, sous la rubrique de pneumococcie thoracique atténuée. Il semble, d'après la récente observation de MM. Caussade et Laubry, que cette atténuation de virulence n'est pas une règle absolue : et, d'après nos observations, que le pneumocoque peut persister longtemps, tantôt en perdant rapidement, tantôt en conservant en partie sa virulence.

SYMPTOMES

La congestion pulmonaire à pneumocoques peut re-
vêtir différentes modalités cliniques, affecter toutes les
formes décrites par les auteurs, mais presque toujours
l'agent microbien donne à ces formes une physionomie
particulière que nous nous attacherons surtout à mettre
en relief.

Forme éphémère. — Il s'agit dans ce cas de l'affection que Woillez a si bien décrite et que Queyrat appelle
congestion à forme de pneumonie.

La maladie débute le plus souvent par des frissons, va-
riant depuis les frissonnements vagues et erratiques, jusqu'au frisson unique et prolongé. En même temps, la
fièvre s'allume, fièvre vive portant le pouls à 90, 100,
120 pulsations. Dans les nombreuses observations cliniques de maladie de Woillez, dans celles que nous avons
recueillies, nous n'avons jamais rencontré ou vu signaler
le début foudroyant décrit par Devergie sous le nom de
« coup de sang pulmonaire ». Ce qui frappe surtout, c'est
la rapidité avec laquelle l'invasion des accidents succède à
la cause occasionnelle.

Bientôt, le malade accuse une douleur de côté dont l'intensité peut varier, mais dont l'existence est constante. Il y a de la dyspnée, et la toux brève, pénible, s'accompagne d'une expectoration presque pathognomonique comparable à une solution de gomme et constituée par des crachats visqueux peu aérés, quelquefois légèrement striés de sang. A noter surtout leur abondance. En vingt-quatre heures, le malade remplit un ou deux crachoirs d'un liquide aqueux, transparent, non adhérent au vase dans lequel il se trouve. L'abondance est maxima le quatrième jour.

A côté de ces troubles fonctionnels, on a comme signes objectifs une augmentation de volume du côté malade, augmentation que l'on constate avec le ruban métrique, soit encore plus simplement à l'aide de l'ampliation comparative des deux côtés. Woillez insiste particulièrement sur ce signe.

Les vibrations sont normales ou diminuées. Quant à la percussion, elle dénote une submatité à limites vagues, occupant la moitié ou les deux tiers inférieurs du côté affecté. Enfin, l'auscultation donne des résultats variables suivant le degré de la congestion, et pour pouvoir nettement interpréter les signes qu'elle fournit, il faut, ainsi que M. Serrand l'a indiqué, prendre pour point de départ le murmure physiologique du poumon et apprécier les modifications graduelles qu'il a subi sous l'influence de l'état pathologique. On évite ainsi cette énumération contradictoire en apparence qui consiste à dire que dans la congestion la respiration est tantôt faible, tantôt exagérée, d'autres fois soufflante, ou bien rude, ou encore granuleuse, etc.

En réalité, les choses doivent être interprétées de la façon suivante : au début, les vésicules sont moins perméables à l'air, il y a affaiblissement du murmure respiratoire, puis elles cessent d'être perméables : la respiration est nulle. Le parenchyme pulmonaire ne tarde pas à se condenser, la respiration devient alors rude ; que la condensation augmente et l'on aura la respiration bronchique.

D'autre part, une étendue plus ou moins considérable de poumon ne fonctionnant qu'incomplètement, le reste de l'organe y supplée, d'où la respiration puérile.

En avant, on a sous la clavicule le schéma :

$$S = -$$
$$V = +$$
$$R = -$$

Entre temps, on peut percevoir quelques râles humides et lorsque la congestion est intense, des râles crépitants fins. Mais le souffle doux est le plus fréquent de ces symptômes. Il ne revêt ni le timbre tubaire du souffle pneumonique, ni le timbre voilé du souffle pleurétique. Il succède à une respiration soufflante qui reprend bientôt sa place à la résolution : il existe aux deux temps. La voix est rarement modifiée.

Telle est, rapidement résumée, la symptomatologie de la congestion de Woillez.

La marche de cette affection est rapide ; sa durée courte. La température ne tarde pas à tomber brusquement, et au bout de 2, 4, 5 jours, tout phénomème morbide a disparu.

Chez l'enfant, cette évolution est encore plus brève, et au bout de 24, 36 heures, chez un enfant qui avait été pris au milieu d'une bonne santé apparente de frissons, fièvre, vomissements, avec signes physiques intenses, tout disparaît, fièvre, souffles et râles, ne laissant aucune trace, sinon une rudesse du murmure respiratoire.

En résumé, si cette affection n'est pas la pneumonie véritable, et nous verrons au diagnostic comment elle s'en différencie, il existe entre elles deux des points de ressemblance qui semblent bien dépendre de l'agent pathogène :

Début intense, plus insidieux lorsque d'autres microbes sont en cause :

L'hyperthermie élevée avec symptômes généraux prononcés, défervescence brusque avec presque toujours phénomènes critiques (sueurs profuses et polyurie).

Enfin, d'après Carrière, dans quelques cas, l'examen du sang a constamment révélé une leucocytose assez élevée. Nous ajouterons que dans les cas où l'examen bactériologique révélait l'existence du pneumocoque, et notamment dans notre observation où la courte durée de l'affection ne permettait pas de diagnostiquer la pneumonie lobaire, l'examen d'une goutte de sang frais, dans la chambre humide de Ranvier, nous a montré l'existence d'un réticulum fibrineux très intense, moins marqué cependant que celui signalé par le Pr Hayem au cours de la pneumonie.

Forme prolongée. — A côté de cette forme classique de la maladie de Woillez, nous sommes autorisés à décrire une forme qui s'en rapproche par son début ordinairement brusque, sinon solennel, par ses allures de pyrexie infectieuse, par ses signes physiques moins marqués et moins étendus que ceux de la pneumonie franche, par sa coexistence fréquente avec des affections grippales, mais qui en diffère par son évolution.

On s'attend à une défervescence brusque vers le 4ᵉ, le 5ᵉ ou au plus tard le 6ᵉ jour, et on n'a ordinairement qu'une fausse défervescence, la température diminuant, mais sans atteindre la normale, les phénomènes critiques n'apparaissant pas ou ne se manifestant pas franchement, et le malade n'ayant pas cette sensation de bien-être, sûr indice de son entrée en convalescence.

Au contraire, au bout de quelques jours, la température remonte et se maintient pendant plusieurs semaines entre 38 et 39, avec rémissions matutinales, les symptômes généraux sont peu accusés, mais cependant le malade tousse, a une expectoration abondante, spumeuse, avec quelques crachats plus adhérents, légèrement teintés en jaune.

Les signes physiques persistent : il est rare que l'expiration soufflante aille jusqu'au souffle tubaire, mais les râles crépitants conservent leur caractère d'éclater par bouffées à la fin de l'inspiration, tout en étant plus mouillés qu'au début.

Ils ne sont jamais isolés, mais entourés d'une zone où les râles sont sous-crépitants. Enfin, le siège de ces signes se déplace sur le territoire lobaire, comme si l'envahissement du parenchyme se faisait peu à peu, parallèlement avec la résolution d'ailleurs lente et longue.

Quelquefois, comme dans notre observation, la malade maigrit, perd l'appétit, et cet état, surtout si dans le crachoir se rencontrent quelques filets de sang et si la congestion siège au sommet, peut en imposer pour la tuberculose pulmonaire. Mais jamais l'examen bactériologique ne fait découvrir le bacille de Koch; et finalement la guérison au bout d'un temps variable de trois semaines, un mois, au minimum, justifie cet examen négatif. Nous verrons plus loin que jusque dans la dernière semaine de l'évolution, il est possible de déceler la présence du pneumocoque.

Cette forme évolutive de la maladie de Woillez, assez rare et assez peu connue, était intéressante à signaler, pour montrer que le pneumocoque, envisagé comme un organisme à vitalité brève et à virulence passagère, déterminant de ce fait des affections pouvant être graves, mais ordinairement courtes, peut quelquefois, comme dans les observations et dans la forme que nous venons de décrire, acquérir une vitalité prolongée, qui ne préjuge rien de la virulence, de même que cette virulence, comme dans l'observation de MM. Caussade et Laubry, peut se conserver et ne pas s'atténuer pendant plusieurs semaines.

Forme pleuro-pulmonaire. — Cette variété de congestion à pneumocoque (type décrit par M. Potain) s'observe assez fréquemment. On ne comprendrait pas qu'une congestion pulmonaire corticale ne s'accompagnât pas d'irritation pleurale, pouvant aller jusqu'à l'épanchement. La pneumonie franche lobaire détermine bien cette pleurésie para-pneumonique, mais il s'agit plutôt de la formation d'exsudats fibrineux intenses, de fausses membranes entourant la surface du parenchyme pulmonaire que d'un épanchement véritable. Celui-ci est plus fréquent dans les simples congestions pulmonaires, bien qu'il semble accompagner plus volontiers celles où le pneumocoque n'est pas en jeu et qu'il revêle dans ce dernier cas un caractère et une allure particuliers.

En effet, dans le cortège ordinaire des signes généraux et fonctionnels, que nous avons étudiés plus haut assez minutieusement, apparaît une modification des signes physiques. La matité est plus franche. Les vibrations thoraciques diminuent sans disparaître complètement, et l'auscultation fait entendre un souffle aigu, masquant les crépitations sous-jacentes, ou ne permettant de les entendre que difficilement.

Il y a de l'ægophonie ou de la bronchoægophonie et de la pectoriloquie aphone. Tous ces symptômes sont ceux d'un épanchement très minime, d'une lame de liquide entourant la zone congestive, et de fait le liquide ne persiste que quelques jours, il se reproduit rarement contrairement à ce qui arrive dans les congestions pulmonaires de nature non pneumococcique où il y a une sorte de balancement entre la congestion pleurale et la congestion pulmonaire. De plus, la ponction exploratrice montre qu'on a affaire à un liquide visqueux riche en leucocytes et en fibrine quelquefois sanguinolent, comme le montre l'observation de Carrière.

L'apparition de l'épanchement n'a que peu d'influence sur la marche de l'affection, et c'est en général à la forme éphémère qu'on a affaire.

Forme spléno-pneumonique ordinaire. — Il n'est plus douteux que le pneumocoque soit l'agent pathogène de certaines spléno-pneumonies typiques présentant tous les caractères de la maladie de Grancher et évoluant, selon l'expression de Queyrat, comme « une congestion pulmonaire à forme de pleurésie ».

Sans insister sur une symptomatologie aujourd'hui bien connue, il est bon d'en rappeler les points essentiels, ne serait-ce que pour montrer par quels points s'en éloigne la forme atypique signalée plus loin.

Il s'agit ordinairement d'un malade dont l'affection débute comme une pleurésie, quelquefois plus brusquement mais qui offre ce trouble fonctionnel, indice certain d'une congestion pulmonaire : une abondante expectoration gommeuse.

En même temps, le côté atteint est mat, les vibrations abolies, le thorax immobilisé et amplifié et l'auscultation faisant entendre une abolition complète du murmure vésiculaire avec ou sans transmission de la voix chuchotée, on conclut naturellement à l'existence d'un épanchement abondant. Mais, à un examen plus approfondi, on note (Queyrat) l'absence de déviation sternale, la réapparition des vibrations au sommet, la présence de fines crépitations ou de frottements à la base, et si l'affection siège à gauche, la persistance de l'espace de Traube. Enfin la ponction capillaire aseptique ne ramène qu'un peu de sang spumeux n'ayant atteint que le parenchyme pulmonaire. La maladie dure quinze jours, trois semaines, un mois au plus, et finit par guérir. Elle s'accompagne d'une fièvre rémittente et d'une défervescence graduelle. Par son évolution, elle est en somme au type suivant comme la forme éphémère de la maladie de Woillez est à la forme prolongée.

Forme spléno-pneumonique atypique. — La description de cette forme sera basée sur l'observation que nous avons signalée au début de ce travail, ce qui fit l'objet

d'une communication de la part de MM. Caussade et
Laubry à la Société médicale des Hôpitaux. Nous avons
assisté à l'évolution clinique de la maladie, et c'est surtout cette curieuse marche que nous nous attacherons à
mettre en relief.

Nous n'envisagerons que plus loin et d'après notre
maître le côté bactériologique intéressant par ce fait que le
pneumocoque, considéré jusqu'ici généralement comme
l'agent de la pneumonie massive, lobaire, aiguë, à évolution cyclique et à action courte d'une durée même connue
est un microbe capable de déterminer outre les formes
abortives des formes spléno-pneumoniques et des formes
prolongées de congestion idiopathique, sans perdre dans
certains cas de sa virulence.

La maladie débute comme une pneumonie non pas
franche mais grippale, les signes fonctionnels s'installent
peu à peu et progressivement au milieu de phénomènes
généraux chaque jour plus intenses. En quelques jours, la
température atteint 39°, la douleur thoracique attire seule
l'attention du côté des poumons, la toux étant peu marquée
et suivie d'une expectoration verdâtre non caractéristique.

A cette période d'état, les signes physiques sont ceux
d'un épanchement massif. Le thorax est immobile, les
espaces intercostaux effacés, avec une asymétrie remar-
quable au profit du côté frappé. A la percussion, on note
une vraie matité de bois, moins nettement ligneuse à une
percussion légère pratiquée avec un seul doigt. C'est là,
entre parenthèses, un signe excellent permettant de distinguer la spléno-pneumonie, quelle que soit sa forme et
sa nature, d'une pleurésie. Les vibrations thoraciques sont

abolies dans toute la région mate, enfin l'auscultation ne révèle rien tant au point de vue du murmure vésiculaire que des bruits transmis par le parenchyme pulmonaire. On ne trouve donc ni murmure appréciable, ni broncho-phonie, ni broncho-égophonie, ni pectoriloquie aphone. Dans le cas qui nous occupe, il s'agissait d'une spléno-pneumonie gauche (Obs. X), l'espace de Traube était mat, du moins dans les premiers temps, et il sem-blait que les bruits du cœur avaient leur maximum au niveau du bord gauche du sternum. La plupart des signes établis par Grancher et Queyrat peuvent donc faire défaut et rendre ainsi l'analogie avec la pleurésie encore plus considérable. Il est vrai que cette déviation du cœur était discutable, plus apparente que réelle, nullement en rap-port avec un épanchement de plus de deux litres qui au-rait repoussé davantage le cœur et en aurait fait entendre les bruits vers le bord droit. Néanmoins, d'autres signes de spléno-pneumonie existaient.

Aussi devra-t-on toujours les rechercher. Ce sont les frottements de la base.

Entendus dans la respiration ordinaire, ou, ce qui est le plus fréquent, en auscultant le poumon à la suite d'une quinte de toux prolongée, si fins, si imperceptibles soient-ils, ils témoignent toujours de l'absence de liquide, ils permettent avant la ponction capillaire négative d'affirmer la congestion pulmonaire. Celle-ci, aseptiquement prati-quée, est inoffensive : elle devient un bon élément de diagnostic, mais n'est-ce point une satisfaction pour l'es-prit de n'y avoir recours que comme à un moyen de con-trôle, sûr auparavant de ce que l'aspiration ramènera?

L'affection évolue très lentement, la modification ne devenant vraiment perceptible qu'au bout de une ou deux semaines. On constate successivement une disparition du point de côté et de la gêne respiratoire, mais une toux opiniâtre et une expectoration abondante, gommeuse et verdâtre, qui entraîne des changements dans les bruits d'auscultation. A l'absence de bruits succèdent des râles sous-crépitants de plus en plus humides, et un souffle doux, lointain, mobile s'entendant d'abord dans les régions rapprochées du sommet, puis se rapprochant de la base.

Il semble, si l'on rapproche ces bruits perçus du contenu du crachoir, qu'on ait affaire à exsudat épais, agglutinant les alvéoles pulmonaires entre elles et se liquéfiant progressivement et lentement des régions supérieures, vers la base. Parallèlement à cette régression, on notait dans notre observation l'envahissement en sens inverse du poumon jusqu'alors indemne.

Mais ce sur quoi il faut insister, c'est la marche capricieuse de la température et l'état général, traduisant exactement la non-intégrité du parenchyme. La température, en effet, toujours dans notre cas, a évolué comme par bonds, faisant de temps en temps, au bout d'une semaine ou deux, des chutes brusques, tombant à la normale, mais toujours il ne s'agissait que de fausses défervescences, bientôt suivies d'exacerbations que permettaient de prévoir l'absence de crise et la persistance des signes fonctionnels. Ce n'est qu'au bout de trois mois, mais sans brusquerie, en lysis, insensiblement que la température est vraiment revenue à 37° d'une façon définitive

Sans vouloir tirer d'un seul fait des conséquences trop

générales, il est permis d'affirmer que dans une congestion pulmonaire ayant dépassé l'époque des défervescences brusques, c'est-à-dire le 9ᵉ ou 10ᵉ jour au maximum, appartenant ainsi à la forme prolongée, on verra la température tomber à la normale en un nychthémère ou un peu au-dessus, on devra croire à une fausse défervescence.

Il est normal également que, dans ces formes prolongées, l'état général souffre jusqu'à en imposer par la bacillose. On y observe l'amaigrissement, l'aspect cachectique, la teinte terreuse, les sueurs profuses. Ces symptômes effrayent lorsqu'on ignore qu'ils peuvent appartenir à une congestion pulmonaire à pneumocoques, à longue évolution et à pronostic bénin.

Quoi qu'il en soit, si longue soit la durée, la guérison est la règle comme dans la spléno-pneumonie. Mais même pendant la convalescence persiste une diminution d'amplitude respiratoire, du son et des vibrations locales.

D'après M. Rendu, l'ordre d'après lequel se résoudraient ces blocs pulmonaires ne serait pas immuable, la régression serait lente et progressive. On pourrait voir en quelque jours la résolution des engouements les plus considérables. C'est là un fait rare que nous signalons cependant comme complément de notre forme atypique.

En résumé : prédominance des symptômes généraux, marche de la température, longue durée de l'affection, résolution lente et réglée de l'exsudat, envahissement alternatif des deux poumons, tels sont les caractères qui semblent appartenir à cette nouvelle forme.

DIAGNOSTIC

Il est évident que pour faire le diagnostic de congestion pulmonaire à pneumocoques, l'examen bactériologique est indispensable et tranchera toute difficulté. Néanmoins il faut avant tout faire œuvre de clinicien et en se basant d'une part sur les caractères cliniques énumérés plus haut, sur les formes auxquelles on peut avoir affaire, il est possible de distinguer la congestion idiopathique des affections qui peuvent la simuler. Au microscope de donner ensuite la consécration étiologique.

On ne confondra pas les formes simples, ordinaires, avec la pneumonie franche ou la pneumonie grippale. Il y aurait moins erreur de fait que de degré, la pneumonie envahissant tout un lobe se traduisant par des râles crépitants étendus, un souffle tubaire intense, ayant son évolution anatomique et clinique nettement établie, et n'avortant pas, ne tournant pas court au 4° ou 5° jour comme la congestion, mais au contraire pouvant soit guérir rapidement au 7° jour au minimum, soit se terminer par la mort, après passage à l'hépatirsation grise, terminaison fatale qu'on ne rencontre jamais dans l'affection qui nous occupe.

M. Moringlane, dans une thèse inspirée par M. Carrière, de Bordeaux, précise davantage les caractères différentiels qui séparent ces deux espèces de manifestations pneumococciques. Il y a dans la pneumonie un début brusque, solennel, accompagné de frisson unique, prolongé, dans la simple congestion un début brusque, mais non solennel avec frissons multiples. Dans le premier cas on note un point de côté moins net, une dyspnée moins intense accompagnée d'une toux fréquente, de crachats visqueux rouillés ; les symptômes généraux sont très marqués. Dans le second, le point de coté est net et localisé, la dyspnée intense d'emblée, mais non persistante, la toux sèche et quinteuse, les crachats albumineux non rouillés, les symptômes généraux moins violents. Quant aux signes physiques, la pneumonie offre plus d'ampliation thoracique, plus d'exagérations des vibrations vocales, plus de matité que dans la congestion. Elle se caractérise à l'auscultation par le souffle tubaire, les râles crépitants de début, et les crépitants de retour ; la congestion n'a que des râles sous-crépitants passagers, et un souffle doux.

La bronchopneumonie, même occasionnée par le pneumocoque, a un caractère clinique également différent, un début progressif, insidieux. Elle est précédée ordinairement d'une maladie infectieuse, ou d'une bronchite, et on n'observe pas de frissons, de points de côté initiaux. La fièvre est vive, la dyspnée intense. La sonorité thoracique est normale ainsi que les vibrations ; la respiration est rarement soufflante, il y a des râles sous-crépitants fins. La longue évolution la rapprocherait des formes prolongées, mais ce qui retarde la convalescence est moins la lenteur de la résolution que l'apparition de foyers successifs, qui rendent le pronostic incertain, et la terminaison fatale redoutable.

La pneumonie à rechutes, c'est-à-dire à foyers successifs, ne doit pas être confondue avec les congestions à forme prolongée. La marche de la température, la variation de siège des signes physiques, les foyers se développant sous l'oreille à mesure que la température s'élève, sont d'excellents caractères différentiels.

Les congestions pulmonaires grippales non pneumococciques ont également des caractères cliniques propres ; un point de côté moins net, une dyspnée plus intense, une expectoration plus aérée, non visqueuse et jaunâtre, des foyers multiples mobiles éphémères, peu étendus, et enfin une évolution capricieuse que nous n'avons rencontrée que dans la forme spléno-pneumonique atypique, qu'il est impossible de confondre avec elles.

Nous avons dit dans le précédent chapitre que les congestions prolongées pouvaient en imposer pour la tuberculose pulmonaire. On voit l'affection s'éterniser, le malade perdre l'appétit, maigrir, avoir des frissons, indice de la persistance de la fièvre, des sueurs, et on porte invinciblement un pronostic grave. Il sera bon de faire de nombreux examens des crachats pour s'assurer de la présence du bacille de Koch. Mais ordinairement l'absence d'antécédents tuberculeux tant héréditaires que personnels, le début brusque ou relativement tel de l'affection, le peu de gravité des signes fonctionnels éliminant l'idée de granulie, l'absence ordinaire d'hémoptysie, la localisation exceptionnelle au sommet seront de précieux éléments de diagnostic.

S'ils font défaut, l'inoculation au cobaye tranchera seule le diagnostic, à moins que l'évolution en moins d'un mois ait rendu l'attente des résultats inutile.

Dans ces cas également, ce serait une erreur de croire que les congestions auxquelles nous faisons allusion (Obs. VII et VIII) aient un rapport quelconque avec la pneumonie chronique. Il y a certainement une analogie, car lorsque sur un terrain approprié (vieillard ordinairement, emphysémateux, etc.) la pneumonie franche, lobaire, aiguë, aboutit à la sclérose, le processus se fait de deux manières ; ou bien dans le lobe atteint, il y a récidive, et chacune de ces attaques, se résolvant, lentement laisse après elle les signes physiques d'imperméabilité du parenchyme pulmonaire (respiration bronchique, matité), ou bien la pneumonie chronique succède d'emblée à la manifestation aiguë qui ne se résout pas, et alors, la fièvre étant tombée dans les délais ordinaires ou même plus tôt, les signes physiques indiquent la persistance de la condensation pulmonaire. Mais quel que soit le mode de début, la fièvre ne tarde pas à se rallumer, à reparaître avec exacerbations vespérales, des sueurs nocturnes, de l'anorexie, de la diarrhée, du ballonnement du ventre. Le malade maigrit, et comme dans la congestion prolongée, le médecin ne peut se défendre de penser à la bacillose. Là s'arrêtent les ressemblances entre les trois affections. En effet, la congestion prolongée se termine toujours par la guérison, et par la guérison complète. Les deux malades de nos observations n'offraient lors de leur départ en convalescence ni troubles fonctionnels, ni fièvre et leur état général (malgré chez l'une l'influence nuisible d'une attaque de grippe à forme

nerveuse, au cours d'une épidémie qui frappa la totalité
des malades de la salle) des plus satisfaisants.

Peut-être persistait-il une faiblesse du murmure vésiculaire, et une prédisposition du territoire aux congestions
ou aux bronchites futures, mais rien ne permettait de
douter d'une guérison complète. Au contraire un certain
nombre de caractères appartiennent en propre à l'évolution de la pneumonie chronique : les signes fonctionnels
sont très modérés, l'expectoration est peu abondante,
souvent elle n'existe pas, les signes physiques d'induration persistent (matité, exagération des vibrations locales,
respiration tubaire, râles sous-crépitants, broncho-phonie).
Sans entrer dans certains détails d'évolution ultime, à
savoir la sclérose partielle, ou la consomption avec ulcé-
ration, nous voulons envisager un moyen de diagnostic
sûr entre les deux affections : la radioscopie du lobe atteint.
Dans la description précédente nous avions en vue une
malade couchée au numéro 13 de la salle Roux, à l'hôpital
Saint-Antoine et entrée dans le service de notre maître
le Pr Caussade pour une pneumonie franche, aiguë, du lobe
supérieur droit, présentant cette seule particularité que la
malade n'expectorait pas, et que seule la ponction pulmo-
monaire aseptiquement pratiquée permit d'incriminer
après examen sur lamelles, et inoculation à la souris d'un
pneumocoque très virulent. La chute de la température
se fit attendre bien au delà du terme normal et lorsqu'elle
se produisit vers le 12e jour persistaient, avec intégrité
permanente de l'état général, les signes physiques du
début. Cette défervescence ne fut d'ailleurs qu'apparente.
La fièvre remonta en même temps qu'apparaissait un

foyer de congestion pulmonaire à pneumocoque à la base gauche, foyer pseudo-lobaire. Dès lors il y eut plusieurs chutes à la normale, mais toujours après un intervalle plus ou moins long, exacerbation de la température. Nous pensions soit à une pneumonie à rechutes, soit à une congestion pulmonaire prolongée, intermédiaires entre les formes relatées dans les observations (VII et VIII), lorsqu'après avoir radiographié la malade M. Beclère montra qu'il s'agissait soit d'un foyer d'induration et de sclerose, soit d'une collection interlobaire ou d'un abcès du poumon.

Cette dernière conclusion nous amène naturellement à discuter un dernier point de diagnostic entre la forme spléno-pneumonique atypique, et les collections purulentes, ou d'origine pleurale ou pulmonaire métapneumoniques. En effet il est inutile d'insister sur la différenciation classique d'une spléno-pneumonie ordinaire avec la pleurésie. Cette distinction a été faite assez minutieusement à l'étude de symptômes. Mais étant données la persistance des phénomènes généraux dans notre observation VII, l'abondance de l'expectoration surtout dans les derniers temps, la présence constante d'un pneumocoque virulent, nous nous sommes demandés si nous n'avions pas affaire à un abcès du poumon. Mais la marche de la température sans graves oscillations, le mode d'expectoration qui ne ressemblait en rien à une vomique, l'absence de matité localisée en un territoire fixe et limité, les caractères des bruits d'auscultation nous firent abandonner cette hypothèse, et l'évolution de la maladie nous donna raison. Sans nul doute l'examen radiographique aurait plus tôt et plus sûrement levé notre hésitation.

Telles sont les affections pulmonaires avec lesquelles on pourrait confondre l'une des formes da la congestion pulmonaire à pneumocoques que nous avons décrites. Quant à reconnaître et affirmer la nature de la congestion, d'après la clinique seule, c'est là une chose malaisée. Néanmoins nous n'avons pas manqué d'insister dans nos symptômes sur ceux qui appartenaient aux congestions à pneumocoques. Il semble que le début moins brusque. les prodromes plus longs. l'existence d'une maladie infectieuse dans les antécédents directs. l'irrégularité de la courbe thermique, la durée plus longue des formes éphémères, les seules où on ait trouvé vraiment une flore microbienne non pneumococcique (diplocoque, ou steptocoque) soient des caractères propres à ces congestions. Mais on comprend que là encore, là surtout c'est l'examen bactériologique méthodiquement entrepris auquel appartient le dernier mot.

ÉTIOLOGIE — PATHOGÉNIE

Causes prédisposantes occasionelles. — La congestion pulmonaire à pneumocoques frappe tous les âges.
Elle est cependant plus fréquente entre 20 et 3o ans, et
cela quelle que soit sa forme. Mais on la rencontre également
et surtout dans sa forme éphémère, chez l'enfant. Il semble
même que chez lui la rapidité, l'activité, l'importance des
fonctions respiratoires le prédispose plus particulièrement
aux infections rapides et passagères qu'à une inflammation
massive de tout un lobe. La spleno-pneumonie chez l'enfant existe, mais elle est rare, et se rencontre plutôt chez
l'adulte à partir de 3o ans. Bien que les observations que
nous rapportons ne concernent que des adultes on peut se
demander si les formes prolongées ne seraient pas plutôt l'apanage du vieillard, dont les fonctions sont lan-
guissantes, et dont les affections pulmonaires ont une si
grande tendance à passer à l'état chronique. C'est une
question de statistique, à établir en même temps qu'une
série de recherches bactériologiques dans les affections
pulmonaires des vieillards à entreprendre.

L'influence du sexe paraît être secondaire. Néanmoins,

la spléno-pneumonie, d'après Queyrat (et les cas que
nous avons pu réunir où la bactériologie était positive
confirment cette opinion), s'observe surtout chez l'homme
(23 fois sur 27 observations). Une particularité encore à
signaler, c'est le siège beaucoup plus fréquent à gauche.

L'hérédité n'intervient pas, et si l'affection est plus
fréquente en certaines saisons, si même elle se manifeste
alors sous forme de véritables épidémies limitées, c'est
que dans cette période les changements de température
sont plus brusques. Le printemps et l'automne, c'est un
fait classique, et principalement mai et octobre sont l'époque des pneumonies et des congestions.

En général, les congestions à pneumocoques n'ont
été précédées d'aucune autre maladie. Elles évoluent
d'elles-mêmes et par elles-mêmes : elles ne ressemblent
en rien aux broncho-pneumonies de l'albuminurie ou du
diabète.

Mais deux causes dominent cette étiologie qui, jusqu'ici, avaient été rangées parmi les plus importantes :
le traumatisme et le froid. Tantôt, il s'agit d'une chute
sur la poitrine, d'un choc violent, d'une émotion vive à
l'occasion d'un traumatisme qui n'a pas porté sur le thorax ; tantôt d'un refroidissement brusque et rapide, du
passage subit d'une atmosphère surchauffée à un air froid
et humide, d'un bain, d'un séjour prolongé dans un courant d'air, etc. Mais, toujours, les accidents suivent de
très près, quelques heures seulement, la cause occasionnelle et certainement cette relation évidente de cause à
effet, bien plus manifeste que dans la pneumonie où souvent le malade prend son frisson de début par l'action du

froid, explique la tendance des nombreux auteurs à ne
chercher aucune autre cause aux congestions idiopathiques.

La grippe, pour prendre la cause occasionnelle la
plus fréquente des manifestations pulmonaires, par ce
qu'elle a la propriété d'exalter la virulence microbienne
ne saurait amener une complication qui traduit dans la
plupart des cas, nous le verrons plus loin, une atténuation du virus. Dans notre observation   , des symptômes
d'infection peut-être grippale précédèrent l'éclosion des
accidents et peut-être faut-il voir dans ce fait le résultat
anormal constaté par notre maître M. Caussade d'une
virulence conservée,

Mais si les maladies infectieuses ne jouent aucun rôle,
ou si les antécédents héréditaires du malade sont négatifs,
il n'en est peut-être pas de même des antécédents personnels surtout dans la spléno-pneumonie. Nos observations
qui ne relèvent rien à ce sujet sont trop peu nombreuses
pour nous permettre de conclure. Mais il est peut-être bon
de rappeler la statistique de Queyrat qui dans plus de la
moitié des cas a trouvé une tare antérieure chez son
malade, en particulier la tuberculose avérée ou probable.

Causes déterminantes. Pathogénie. — La première hypothèse, émise par Woillez au sujet de la maladie qu'il a
décrite, est des plus vagues. « Elle n'est, dit-il, qu'une
manifestation de la fièvre éphémère dont elle n'est qu'une
variété particulière. » Mais, comme le fait justement re-
marquer Carrière, rien dans l'étiologie et les symptômes
ne justifie un semblable rapprochement, la fièvre éphémère étant une maladie saisonnière bien nette, avec des

troubles gastro-intestinaux. D'ailleurs, l'explication n'en
est pas une.

Un assez grand nombre d'auteurs se rattachent à la
théorie nerveuse. Il s'agirait, d'après eux, d' « un mouvement fluxionnaire vers le poumon » (Hamar), une action
réflexe à point de départ périphérique entraînant la vaso-
dilatation et l'afflux de sang dans le poumon. On doit
faire à cette théorie les mêmes critiques que l'école bactériologique fait à celles qui tentent d'expliquer autrement
que par l'influence microbienne ou toxhémique les maladies infectieuses et fébriles. Comment expliquer, si
nous nous y rallions, la fièvre, les phénomènes généraux, la marche cyclique des maladies qui nous occu-
pent, et même le caractère contagieux et épidémique
qu'elles revêtent quelquefois (Rendu).

On est donc obligé de s'adresser aux théories micro-
biennes qui, d'ailleurs, avaient depuis longtemps paru devoir tout expliquer sans recevoir la consécration véritable
des faits. Mais l'accord était surtout imminent pour la congestion de Woillez. Grancher, Landouzy, malgré des
recherches bactériologiques infructueuses, posaient la question ; Bernheim, dans plusieurs articles de la *Revue Médicale de Nancy*, signalait plusieurs observations dont les
plus probantes sont relatées à la fin de cette thèse, dans
lesquelles il s'agissait de congestions pulmonaires frustes
typiques, et où l'examen d'une expectoration gommeuse
non rouillée, pratiqué à plusieurs reprises, avait constamment révélé la présence du pneumocoque. M. Rendu, en
discutant les deux causes à invoquer dans la pathogénie
de la maladie de Woillez, froid et infection microbienne,

conclut en faveur de cette dernière. D'ailleurs, le
Pr Potain, dans sa clinique relatée, le 6 juillet 1895,
dans la *Médecine moderne*, sur les rapports de la pneumonie et de la congestion pulmonaire, apportait à la
question le concours de sa longue expérience et de son
sens clinique : le Pr Grasset, de Montpellier, en examinant les crachats de ces pneumonies abortives (et à lire
ses observations, il s'agit manifestement de congestions
pulmonaires), trouve le pneumocoque, et Dreyfus Brisac,
soit dans les articles qu'il a publiés dans la *Gazette des
Hôpitaux*, en 1893, et dans les *Annales de médecine*, en
1895, soit dans la thèse de son élève Macaud, tout en pro-
clamant l'influence évidente du froid à l'origine des congestions idiopathiques, établit aussi le rôle du pneumocoque qui, sur ce terrain tout préparé, hôte habituel des
voies aériennes, ne peut que pulluler et donner lieu à des
manifestations diverses. Pneumonie lobaire, pneumonie
abortive et maladie de Woillez ne sont que des résultantes
de l'infection pneumococcique à des degrés divers. Les
recherches entreprises par Carrière, de Bordeaux, et conduites avec une précision scientifique rigoureuse, ont
montré que la flore microbienne à incriminer était riche,
mais que c'était surtout le pneumocoque qui était en
cause, 9 fois sur 16 cas, ordinairement seul, quelquefois
associé au staphylocoque et au streptocoque. Ces conclu-
sions ne s'appuient pas seulement sur l'examen des sé-
crétions bronchiques qui, on le sait, peuvent, à l'état normal, renfermer le pneumocoque, mais sur l'examen du
sang retiré par ponction aseptique du poumon. Le fait
digne de remarque à signaler, c'était que les inoculations

aux animaux restaient négatives et n'amenaient jamais la mort de l'animal, et que le pneumocoque avait une virulence atténuée.

Ainsi, la bactériologie de la maladie de Woillez est aujourd'hui bien établie. La plus grande partie des congestions idiopathiques simples relèvent du pneumocoque. Mais les recherches qui ont été tentées pour élucider la pathogénie des spléno-pneumonies ont été plus incertaines et moins positives. Chantemesse a pu trouver dans un cas des diplocoques non encapsulés. Alfan signale une observation où le pneumocoque de Talamon-Fraenkel est bien en cause. Enfin, Carrière, dans l'observation que nous rapportons (Obs. X), a montré que là encore il s'agissait du pneumocoque à virulence atténuée. Quant à la forme pleuro-pulmonaire de Potain, de même qu'elle se rapporte par sa durée et son évolution de la forme éphémère, doit s'en rapprocher par son étiologie. C'est ce que montre l'observation V.

Enfin, les recherches bactériologiques de MM. Caussade et Laubry, celles que nous avons entreprises nous-mêmes nous ont montré également le rôle prédominant du pneumocoque. Dans la forme fruste (Obs. V) que nous signalons plus particulièrement parce que la plèvre fut touchée et qu'ainsi il s'agissait plutôt du type décrit par M. Potain, les crachats furent examinés sur lamelles, colorés au Ziehl dilué, et on constate la présence du pneumocoque. La ponction pulmonaire ramena une légère quantité de liquide qui, ensemencé sur bouillon, donna lieu à des cultures pures de pneumocoque. L'inoculation ne fut pas pratiquée.

Dans les formes prolongées (Obs. VII et VIII), les crachats furent examinés à plusieurs reprises différentes (méthode précédente au Ziehl dilué et méthode de Gram). Toujours, pendant plus d'un mois, ils ont renfermé du pneumocoque encapsulé. La ponction exploratrice fut pratiquée dans un cas (Obs. VII) où l'affection siégeait à la base gauche; le sang ensemencé confirma les résultats que donnait l'examen sur lamelles. Les cultures sur bouillon repiquées sur gélose renfermaient du pneumocoque à l'état de pureté. L'inoculation à la souris faite le 2ᵉ jour de la maladie fut positive, suivie de mort avec culture pure du pneumocoque dans le sang et le liquide péritonéal. Dans les derniers temps, les inoculations au cobaye furent négatives tant au point de vue d'infection rapide que d'infection tuberculeuse en vue de laquelle elles avaient été pratiquées. Il semble que la virulence du pneumocoque fut de courte durée. Comment expliquer alors la persistance de la phlegmasie ? Était-ce prédisposition naturelle des sujets, qui étaient des femmes, l'une très affaiblie, l'autre d'un tempérament peu robuste ? Était-ce vitalité moindre du tissu pulmonaire frappé dans un cas au sommet (Obs. VIII)? Était-ce enfin une diminution graduelle, mais lente, de la virulence microbienne, entretenant plusieurs semaines une affection qui évolue ordinairement en peu de jours? Autant de questions qu'on peut se poser et qu'il est difficile de résoudre. Toujours est-il que les malades avaient bien une congestion pulmonaire de forme anormale à pneumocoques, qu'il importait de décrire comme telle.

Dans l'observation X, il y a également incertitude lorsqu'on essaie d'en interpréter la pathogénie: Très minutieusement conduites par MM. Caussade et Laubry, comme il est rapporté à la fin de l'observation, les recherches bactériologiques ont démontré la présence d'un pneumocoque virulent et resté tel pendant 3 mois. Quelles conditions président à ce fait si anormal et cependant réel? Pourquoi le microbe sort-il ainsi de ses habitudes, suivant l'expression de M. Vincent? Il semble que là encore il y a une action réciproque entre l'agent pathogène et le degré de résistance, la réaction vitale du sujet; si l'un crée la maladie, l'autre donne la vitalité et la virulence qui ont à leur tour l'influence sur la marche, la durée, la forme de l'affection.

PRONOSTIC — TRAITEMENT

Par les observations que nous empruntons aux diffé-
rents auteurs, et par les nôtres, on peut voir que l'affection qui nous occupe est bénigne, et que dès le début si
l'on a nettement établi le diagnostic de congestion pulmonaire à pneumocoque, l'on peut affirmer la guérison,
quelle que soit la forme à laquelle on ait affaire. En effet,
les congestions éphémères ou prolongées, celles qui affec-
tent le type pleuro-pulmonaire de M. Potain, et qui ne sont
qu'une variété des précédentes, sont bénignes par leur
nature même, moins étendues, moins prononcées que la
pneumonie, frappant pour mieux dire une moins grande surface de parenchyme et courant moins risque ainsi de retentir
sur les deux grandes fonctions : respiration et circulation.
Elles sont bénignes par leur évolution clinique, courte,
rapide ou n'entraînant aucune manifestation générale grave.
Enfin elles le sont surtout par leur étiologie. Outre que le
pneumocoque envisagé en lui-même est un agent pathogène
d'une bénignité relative, il possède dans tous les cas
signalés une virulence atténuée et n'expose ainsi ni aux
complications dangereuses, ni aux suppurations pulmo-

naires qui amènent ordinairement la mort dans la pneumonie franche.

Quant aux formes spléno-pneumoniques elles aussi ont toujours été bénignes. Même lorsqu'elles revêtent une forme atypique comme dans notre observation elles sont d'un pronostic favorable : la virulence microbienne s'épuisant dans une action purement locale.

Aussi n'avons-nous pu raisonnablement écrire un chapitre d'anatomie pathologique qui s'appuyait sur des faits, et qui appartient en propre à la congestion à pneumocoques. Les autopsies dans les pneumonies abortives ou les spléno-pneumonies sont extrêmement rares. Il faut que la congestion frappe un terrain très affaibli, pour que le sujet succombe. M. Moringlane ne signale sur douze observations qu'un décès, qui lui a permis d'établir les lésions de la maladie de Woillez, il s'agissait d'un alcoolique invétéré emporté en quelques jours au milieu d'accès de délirium tremens. Queyrat, dans sa première monographie sur la spléno-pneumonie, proclame cette impossibilité d'en faire l'anatomie pathologique, étant donné que tous ses malades ont guéri ou que certains ont succombé à des affections intercurrentes qui ont complètement dénaturé la primordiale. Chantemesse a pu observer un cas dont il a décrit les lésions chez une vieille femme morte en asystolie. Mais on comprend que nous n'insistions pas et qu'il ne nous appartient pas dans ce travail de recourir à ces observations car ils ont une étiologie obscure et presque sûrement quatre que celle sur laquelle nous avons fondé la classification de tout un groupe de congestions pulmonaires.

Donc, les réserves sur la constitution du sujet, sur son

âge, sur ses antécédents personnels étant faites, on pourra pronostiquer la terminaison favorable de la congestion à pneumocoques. Cependant comme toute affection pulmonaire aiguë et surtout quand elle est de longue durée, et quand elle siège au sommet, elle crée un point d'appel, un locus minoris resistentiæ par les affections chroniques, en particulier la tuberculose.

Le traitement se déduira forcément de ces notions préliminaires, on fera appel à l'une des médications en usage dans le traitement des congestions en général et suivant la gravité du cas on les combinera l'une avec l'autre.

1° *La médication déplétive,* dans laquelle on usera surtout de saignée locale soit à l'aide de ventouses scarifiées appliquées loco dolenti, soit à l'aide de sangsues. Les ventouses sèches fréquemment répétées sont également d'un usage courant. On n'aura recours à la saignée générale que dans les cas extrêmement graves, ce qui est rare ;

2° *La médication révulsive,* succédanée de la précédente, dont l'agent le plus employé est le vésicatoire, et qui peut en quelques cas offrir certains avantages (congestion pleuro-pulmonaire) par exemple ;

3° *La médication gastro-stimulante,* dont l'émétique est l'agent principal. On donne, soit, comme le voulait Woillez, l'ipéca à la dose vomitive.

Ipéca.	1 à 2 grammes.
Tartre stibié.	0,05 à 0,10 centigrammes.

soit, comme le conseille Dreyfus Brissac, suivant en cela les anciens auteurs, l'ipéca à dose nauséeuse, 1 gramme en lavage dans 120 grammes d'eau à prendre par cuillerée à bouche dans le courant de la journée, de façon à obtenir une action excitante continue sur les centres vaso-moteurs. C'est la médication de choix dans les formes spléno-pneumoniques prolongées. Notre maître M. Caussade administra à plusieurs reprises à son malade, l'ipéca sous forme de pilules de 0,15 centigrammes : les efforts de vomissement arrivent à la 5ᵉ ou 6ᵉ pilule :

4° *La médication tonique.* — Toujours il faudra donner au malade une potion alcoolique (Todd, potion cordiale ou grogs). Si, ce qui est rare, le cœur faiblissait, on prescrirait les toniques du cœur : digitale, caféine et surtout spartéine en même temps que les frictions alcooliques.

Dans les formes prolongées, il faudra surveiller la convalescence, prescrire une hygiène respiratoire et digestive, une alimentation substantielle pendant longtemps, recommander le repos et autant que possible la vie au grand air.

OBSERVATIONS

Observation I

Pneumonie abortive du lobe inférieur droit suivie d'érysipèle abortif (Bernheim, *Soc. médicale*, Est. 89).

Le nommé Sartor Joseph, âgé de 63 ans, est depuis deux jours à l'hôpital civil où il occupe le lit 16, salle XI.

Le 2 février à 9 heures du soir, le malade accuse des frissonnements qui durent jusqu'au lendemain : inappétence, pas de point de côté, pas d'oppression.

Le 3 février, température vespérale 38, pouls 76, respiration 24, le malade reste alité.

Le 5 février, température du matin 37, pouls 68, langue normale, expectoration séro-spumeuse. *En avant*, son normal, les deux respirations nettes. *En arrière*, son égal des deux côtés, faible dans les deux sommets et la fosse sous-épineuse gauche — à grande respiration nette, — à droite foyers de râles crépitants fins à la base du poumon droit. Soir température, 37°,2, pouls 72.

Le 4 février, température 36°,8, pouls 68. Les râles crépitants persistent, pas de bronchophonie.

Le 6 février, râles sous-crépitants dans le poumon droit à la base.

Le malade va bien, lorsqu'il est pris le lendemain d'un fort frisson, à la suite duquel apparaissent quelques excoriations sur les bords inférieurs des narines avec un léger œdème.

Du côté de l'appareil pulmonaire persistent une expectorasion muqueuse et quelques râles sous-crépitants fins à la base droite.

Les frissons persistant, et des plaques rouges apparaissant sur la partie inférieure de l'aile gauche du nez et sur la joue, le malade qui n'a plus qu'une respiration faible à la base du poumon droit et quelques roncus aux deux bases, est transféré au pavillon des malades contagieux d'où il sort guéri au bout de quelques jours.

Bactériologie. — Malgré les manifestations érysipélateuses, l'examen bactériologique des crachats pratiqué à deux reprises différentes *le 6 février* et *le 10 février* a donné du pneumocoque encapsulé Talamon-Frankel.

OBSERVATION II

Congestion pulmonaire à pneumocoques (forme abortive).
GRASSET, Cliniques 1896.

Il s'agit d'un soldat du 2e génie, couché au n° 7 de la salle Martin Tesin.

Cet homme a des antécédents héréditaires fâcheux. Son père est mort tuberculeux, après avoir toussé 9 mois, et sa sœur est morte de tuberculose également à 22 ans, après 9 mois de maladie.

Lui même a eu une grippe légère, il y a 4 ans et il s'enrhume facilement tous les hivers depuis l'âge de onze ans. Il a commencé à être fatigué une huitaine de jours avant son entrée à l'hôpital. Il toussait un peu, mais il n'avait pas de fièvre et il pouvait faire son service. Le 14, son état s'est brusquement aggravé. La courbature a été plus prononcée, la toux a été plus vive, il a eu des frissons, de la céphalalgie et il a ressenti un point de côté étendu à presque toute la partie gauche du thorax.

Il entre à l'hôpital le 16, ayant eu le matin 39°,3, le soir il a eu seulement 37°,2.

Le 18, il ressent une douleur dans tout le corps, de la courbature générale, douleur dans tout le côté gauche de la poitrine; toux fréquente, expectoration sanglante, mais non visqueuse et qui renferme des pneumocoques. On trouve en arrière de la submatité à l'angle de l'omoplate gauche et de l'obscurité respiratoire au même niveau. La température est de 38°,3 le matin, de 37°,2 le soir. Comme traitement, on donne un looch avec o^{gr},25 de kermès et 40 grammes de rhum; comme alimentation du bouillon et du lait.

Le 18, l'état du malade est stationnaire, mais les crachats sont spumeux et non sanglants; la douleur et la submatité persistent à l'angle de l'omoplate gauche. Il y a de l'expiration prolongée à ce niveau et des sons crépitants fins à l'angle de l'omoplate droite.

Le 20, l'apyrexie est complète, la toux est encore fréquente, les crachats sont jaunâtres mais aérés; tous les signes physiques ont disparu du côté gauche. Il existe encore un petit foyer de râles sous-crépitants à la base du poumon droit. On applique de la teinture d'iode en ce point et on donne 40 grammes de vin de quinquina au Fowler.

Les jours suivants la guérison est rapidement complète.

Bactériologie. — L'examen des crachats successivement pratiqué le 14 et le 16 janvier a révélé la présence du pneumocoque et du pneumocoque seul.

OBSERVATION III

Congestion pulmonaire à forme de pneumonie abortive, à pneumocoques (in *Thèse* MAGAUD, 1897, Paris, p. 68).

Cousin, chapelier, 44 ans.

Le malade, d'aspect robuste, s'est toujours bien porté, jusqu'au jeudi 4 juillet ; ce jour là il fut pris à son réveil d'une grande fatigue et vomit une fois. Il eut tout le reste de la journée un petit mouvement fébrile.

Le lendemain 5 juillet, il commença à tousser et ressentit un point de côté assez fort à droite, au niveau des derniers nerfs thoraciques et de la région lombaire droite. Il entre à l'hôpital le samedi 6 juillet avec 40° de température, salle Woillez-Barth, service du Dr Dreyfus-Brissac à Lariboisière.

7 juillet. — Le malade tousse et crache beaucoup plus de crachats de congestion, très légèrement, couleur brique pilée. Température 38°,3.

A la percussion, matité à droite, en arrière dans toute la poitrine, vibrations conservées.

A l'auscultation, on entend de nombreux râles, aux deux temps de la respiration et dans tout le côté droit de la poitrine. Le malade a saigné du nez, mais pas de céphalalgie, pas de délire.

Rien à signaler du côté des autres organes.

8 juillet. — Température 38°,2. Le malade ne se plaint toujours que de sa dyspnée et de sa toux pénible, crachats assez abondants et râles dans toute la poitrine à droite. Pas de souffle.

9 juillet. — Légère élévation de la température 39°,3 sans cause appréciable du côté de la poitrine.

A gauche, toujours rien.

A droite, pas de modification.

13 juillet. — La température tombe à la normale, les râles diminuent, les crachats sont simplement mousseux.

17 juillet. — Submatité en arrière et à droite. Râles moins nombreux. Température normale. Le malade se sent tout à fait bien ; il ne tousse pas trop et crache des crachats de simple congestion. Il se plaint toujours de son point de côté en bas, au niveau des derniers nerfs thoraciques et de la région lombaire droite. La respiration ne s'entend pas aussi nettement en bas à droite qu'à gauche.

18 juillet. — Urines abondantes. Pas de diarrhée.

Plus de crachats, quelques râles congestifs.

Température normale.

3o *juillet.* — Plus de râles, mais toujours douleur comme au premier jour dans la région lombaire droite et les derniers nerfs thoraciques droits.

Cette douleur existe encore un peu à gauche, on ne trouve rien pour l'expliquer.

Sort guéri.

Bactériologie. — Examen des crachats pratiqué le 8 juillet par M. Page, interne du service. Il révèle la présence de pneumocoques nombreux, non associés à d'autres microbes.

Observation IV

Congestion pulmonaire à pneumocoques, à évolution rapide
(*Thèse* Macaud, Paris. 1897, p. 73).

Portal, Edmond, 21 ans, bien portant entièrement jusqu'à son affection présente.

Il y a deux jours, après avoir été mouillé, il est pris brusquement de frissons répétés qui lui durent une demi-journée, d'un point de côté à gauche au-dessous du mamelon. Il commence à tousser et, après, son état général devient mauvais. Entre dans le service du Dʳ Dreyfus-Brissac le 23 juillet 1897, salle Voillez-Barth.

Actuellement, dyspnée vive et douleur persistante. Toux suivie d'expectoration peu abondante, mousseuse et gommeuse, mais non rougeâtre.

· État général plutôt bon. Température 39° hier soir, 38° ce matin.

A l'examen de la poitrine :

En avant, à la percussion : submatité à la base gauche ; à l'auscultation diminution du murmure vésiculaire. Rien à droite.

En arrière et à gauche, submatité à la base, vibrations augmentées du côté gauche au même endroit. Diminution du murmure vésiculaire à la partie moyenne, souffle un peu rude avec quelques râles, frottements pleuraux. Cœur normal, mais rapide.

Rien dans les urines.

Ponction exploratrice ne ramène pas de liquide.

24 *juillet.* — État stationnaire. A l'examen de la poitrine, la note pleurale s'accentue, car la diminution du murmure vésiculaire augmente, les vibrations thoraciques deviennent dominantes à gauche, il y a peu d'ægophonie mais le souffle persiste.

Température oscille toujours de 38 à 39°.

27 *juillet.* — Température redescendue à la normale. Plus de souffle, quelques crépitations. Vibrations thoraciques à peu près normales. Encore un peu de bronchophonie. Crachats très liquides.

Bactériologie. — Examen de crachats pratiqué par M. Page, interne du service. Révèle la présence du pneumocoque.

OBSERVATION V

Congestion pleuro-pulmonaire (forme de Potain) à pneumocoques (CARRIÈRE ; in *Presse Médicale,* 27 janvier 1898, p. 54).

P..., Charles, trente-deux ans, manœuvre, entre dans le service de M. le Pr Potain, salle 16, lit n° 26, le 17 janvier 1897, se plaignant d'un point de côté gauche survenu à la suite d'un refroidissement, auquel il fut soumis la veille.

Dans la nuit du 16 au 17 il éprouva plusieurs frissonnements. En même temps la fièvre s'allumait et le malade éprouvait un violent point de côté gauche.

A son entrée à l'hôpital, la fièvre était vive (40,1), le pouls fréquent (120).

La face est vultueuse, la dyspnée marquée (44 inspirations par minute). La toux est sèche et quinteuse ; l'expectoration muco-albumineuse, il existe un point de côté sous-mammaire à gauche très intense.

En avant et à gauche, la sonorité est exagérée en haut et affaiblie en bas. Les vibrations vocales sont diminuées au sommet, fortes à la base. Le murmure vésiculaire est normal au sommet, à la base il est marqué par des râles bulleux et quelques râles sous-crépitants ; on entend aussi au niveau du quatrième espace, sur la ligne axillaire, un léger souffle voilé, étouffé, lointain. Ce souffle s'accompagne de râles crépitants à bulles sèches, très fines, très superficielles, qui ne s'entendent qu'à l'inspiration.

Pas de pectoriloquie, pas d'ægophonie, pas de signe de son.

En arrière, dans la fosse sus-épineuse, schéma de suppléance R + S + V +.

Au-dessous submatité, vibrations thoraciques normales. La respiration est soufflante et marquée par des râles crépitants, très superficiels, accompagnés de râles humides de petites dimensions.

Pas d'ægophonie, pas de pectoriloquie aphone.

Rien d'anormal à droite.

Tous les autres viscères étaient normaux. Les urines étaient normales.

Le diagnostic porté fut : congestion idiopatique du poumon avec participation de la plèvre : type Potain.

Ces symptômes persistèrent jusqu'au troisième jour de la maladie.

A cette date on constate que le souffle avait une tendance à s'étaler mais que la submatité était plus prononcée. Tous les autres symptômes persistaient.

Le quatrième jour l'état reste le même.

Cependant, en examinant minutieusement le malade, on observe quelques particularités.

Roux.   4

Tous les symptômes fonctionnels persistent.

En avant les symptômes physiques restent les mêmes ; en arrière et au sommet également.

Au-dessous de l'épine de l'omoplate ; submatité très prononcée à limites diffuses ; vibrations thoraciques normales.

Le souffle est très voilé, très lointain. On entend encore quelques râles sous crépitants lointains.

Il y a de la broncho-ægophonie, de la pectoriloquie aphone légère, et le signe du sou existe.

On en conclut qu'il s'est formé un très léger épanchement pleurétique. Une ponction exploratrice vérifie le fait et nous permet de retirer une seringue de Pravaz d'un liquide visqueux séro sanguinolent renfermant quelques globules rouges et de nombreux leucocytes mononucléaires. Une ponction évacuatrice ne permit de retirer que 55 centimètres cubes de liquide.

Les symptômes restèrent stationnaires jusqu'au huitième jour. A cette date on constata la disparition du souffle de la pectoriloquie aphone et du signe du son. La respiration à la base gauche est soufflante et mêlée de râles bulleux. Le point de côté et la dyspnée ont disparu. La toux persiste avec les mêmes caractères. Plus de fièvre.

Les jours suivants, l'amélioration continue.

Trois semaines après son entrée à l'hôpital, le malade, guéri, sort du service sans aucun symptôme thoracique, sauf une diminution du murmure vésiculaire à la base du poumon gauche.

Bactériologie. — Les crachats de ce malade, examinés au 1er jour de la maladie après centrifugation, ne renfermaient que du pneumocoque avec quelques rares streptocoques.

Le 5e jour on ne trouvait que les mêmes microbes.

Le 10e jour on ne trouvait qu'un nombre infiniment moins considérable de pneumocoques.

Avec ce liquide nous avons ensemencé des tubes de bouillon. Après 24 heures de séjour à l'étuve à 30°, ces tubes se troublèrent et l'examen bactériologique nous permit de constate qu'il s'agissait de cultures pures de pneumocoques encapsulés. Des cultures en stries sur gélose nous permirent de vérifier que le microbe était à l'état de pureté.

Ce bouillon de culture fut inoculé au lapin trois jours, et six jours après l'ensemencement.

Le 3ᵉ jour 1 centimètre cube de ce bouillon fut injecté dans le tissu cellulaire d'un lapin qui pesait 1,850 grammes. Deux jours après l'inoculation, le lapin avait la fièvre (40°). Il était abattu, triste et frissonnant. Le 3ᵉ jour, fièvre, 39°,2, vomissements, diarrhée. Le 5ᵉ jour l'état général s'amende ; le 6ᵉ jour il était guéri.

La culture, vieille de six jours, fut inoculée à hautes doses (5 centimètres cubes) dans le tissu cellulaire sous-cutané d'un lapin de 1,500 grammes. Il y eut une inflammation locale très marquée, avec élévation thermique (39,7) mais le lapin guérit et le 3ᵉ jour ne présentait plus d'hyperthermie. Les réensemencements pratiqués avec cette culture restèrent stériles.

Le liquide pleural, retiré le 4ᵉ jour par la ponction, fut ensemencé, il renfermait également du pneumocoque Talamon-Fraenkel.

OBSERVATION VI

Congestion pleuro-pulmonaire à pneumocoque ayant évolué comme une pneumonie abortive (Personnelle).

T..., Jules, garçon de café, 20 ans, de tempérament assez robuste, entre à l'Hôpital La Charité, lit n° 15, salle Reyer, le 4 juin.

D'une très bonne santé jusque-là, ayant travaillé la veille il se trouve le lendemain matin plus fatigué que de coutume, essaie de reprendre son travail mais est pris de frissons successifs suivis bientôt d'un mouvement fébrile intense en même temps que d'une douleur assez vive au niveau de la base du poumon droit en arrière. Ces phénomènes s'accompagnent de céphalalgie, de perte d'appétit, de vomissements sans diarrhée, l'obligeant à s'aliter, et, comme ils ne se modifient pas, il entre à l'hôpital.

Le point de côté existe toujours à droite, fixe mais moins douloureux. La dyspnée est peu vive ; les ailes du nez ne battent pas. la respiration presque normale.

Il tousse peu, mais ses crachats sont abondants, filants, quelques-uns sont teintés en rouge, les autres sont aérés, visqueux. moins adhérents ; il n'y a pas trace de sang. — La température est élevée, 39°, le pouls est à 100, régulier, et fort. Les urines sont abondantes et ne renferment pas d'albumine.

A l'examen des poumons on trouve à l'inspection une ampliation thoracique droite surtout marquée en arrière, une immobilité du thorax de ce côté ; à la percussion une sonorité normale dans toute l'étendue de la poitrine, sauf à droite où l'on constate de la submatité à la région inférieure en arrière et du côté de l'aisselle. *A la palpation* une conservation des vibrations vocales, mais avec légère diminution; à l'auscultation, un souffle doux léger. non franchement pleurétique mais n'ayant pas du tout le caractère de souffle tubaire : par places quelques bouffées de râles crépitants qui paraissent assourdis et très éloignés. L'auscultation de la voix permet de constater de la bronchoægophonie et de la pectoriloquie aphone. Enfin l'examen du diaphragme, au jeu inégal, mobile à gauche, presque imperceptible à droite, une douleur un peu vive sur le trajet du phrénique droit permettent d'affirmer que la plèvre diaphragmatique est touchée.

En somme, le diagnostic est facile, congestion pulmonaire intéressant une partie du lobe droit, n'allant pas jusqu'à la pneumonie lobaire et s'accompagnant d'un léger épanchement répondant ainsi au type de M. Potain.

Traitement. — Todd, ventouse, tisane pectorale, régime lacté.

Le lendemain, le souffle a d'ailleurs disparu, on ne l'entend plus que dans un endroit très limité, de la largeur d'une pièce de cinq francs, vers la colonne vertébrale. Partout ailleurs on entend des râles crépitants fins, mêlés à des sous-crépitants plus mouillés, s'entendant plus distinctement que la veille. Les vibrations sont normales. Plus d'ægophonie.

Température 39°. Pouls à 96. Bon état général : langue humide et un peu blanche.

Le 9 juin, 5° jour de l'affection. Chute brusque de la température à 37°,5. Malgré le mieux apparent, les signes stéthoscopiques persistent, mais modifiés. Il y a des frottements et des râles sous-crépitants, sans souffle et sous crépitants. *Aussi ne croyons-nous pas à cette défervescence et annonçons-nous une exacerbation vespérale de la température.*

Elle se produit en effet le soir même ; la température remontant de un degré et demi, atteignant 38,8 sans que rien ne soit changé dans l'état du malade.

Le 12 *juin,* chute définitive de la fièvre au-dessus de la normale : crise urinaire et sudorale abondante. Dès ce moment on ne perçoit plus de signes physiques, que quelques gros râles sous crépitants disséminés, laissant bientôt place à une diminution du murmure vésiculaire qui ne persiste pas plus de trois ou quatre jours.

Le malade part pour Vincennes le 18 juin.

Bactériologie. — Les examens des crachats ont été pratiqués à deux reprises différentes, au moment de son entrée et au moment de la défervescence. Le frottis de lamelles a été coloré au Ziehl dilué et examiné ensuite par la méthode de Gramm. Il nous a révélé constamment la présence du pneumocoque Talamon-Fraenkel.

Une ponction exploratrice, pratiquée dès l'entrée du malade, a ramené quelques gouttes d'un liquide fibrineux renfermant du pneumocoque.

Enfin au sixième jour l'inoculation de parcelles de crachats au cobaye est demeurée *négative.*

Il s'agissait donc bien d'une congestion pleuro-pulmonaire à pneumocoques (type Potain) et dans laquelle la virulence du bacille paraît avoir été rapidement atténuée.

Observation VII

*Congestion pulmonaire à pneumocoques prolongée ayant duré
plus d'un mois. Guérison (Personnelle).*

Marie Zed., 36 ans, entre le 3 février 1890 à la salle Briquet, lit n° 25, hôpital la Charité, service du D' Labadie Lagrave. pour un point de côté très net, siégeant à la base du poumon gauche et qui est apparu peu à peu dans le cortège de phénomènes généraux peu accentués (inappétence, frissons légers le soir, céphalalgie, courbature) dont elle souffre depuis quelques jours. La dyspnée est très intense. La toux fréquente, quintence. suivie d'une expectoration abondante, spumeuse à sa partie supérieure, remplissant tout le crachoir, plus adhérente et compacte dans sa partie inférieure.

Température 39°,7. Pouls assez fréquent à 102. Rien au cœur.

A l'examen de la poitrine on trouve le côté gauche presque immobile, sans ampliation thoracique notable; à la palpation une exagération très nette des vibrations thoraciques ; à la partie inférieure du poumon gauche et dans cette région la percussion révèle une matité assez franche. A l'auscultation, une respiration plutôt soufflante en arrière, devenant plus franchement un souffle du côté de l'aisselle, mais ce souffle est doux. voilé, il n'a ni le caractère tubaire, ni le timbre cavitaire. Pas d'ægophonie, pas de bronchophonie, pectoriloquie aphone limitée.

L'état général est satisfaisant. La malade a le teint pâle, anémié, les pommettes non colorées. Elle n'offre pas l'aspect d'une fébricitante. Les urines sont assez abondantes (1 litre en 24 heures), claires. sans dépôt et ne renferment pas d'albumine.

Antécédents héréditaires. — Père et mère bien portants, ni frères ni sœurs.

Antécédents personnels. — Jamais malade, sauf quelques

petites indispositions dans son enfance. Réglée à 14 ans et toujours bien réglée depuis.

On fait le diagnostic de congestion pulmonaire grippale et de pneumonie de la base gauche, en penchant toutefois vers le premier diagnostic à cause de l'allure plus insidieuse du début, de la zone plus limitée, des signes stéthoscopiques, de leur peu de netteté, de l'expectoration.

Traitement. — Ventouses scarifiées à gauche, Todd, tisane pectorale, régime lacté.

Le 8 février. — Peu de modifications. Température du matin 39°, de la veille 39°,5.

Le 9 février. — Le souffle de l'aisselle a disparu. On ne perçoit plus que les râles sous-crépitants avec quelques crépitants disséminés.

Température se maintient entre 39 et 39°,5 ce jour et les jours suivants.

Le 12 février. — Chute de la température à 38°. Le point de côté a disparu, la malade se sent mieux, mais l'expectoration est toujours abondante. Les signes physiques persistent quoique notablement diminués.

Le 15 février. — Légère ascension thermique à 38°,7 que justifient peut-être des râles sous-crépitants, plus nombreux au niveau du foyer et quelques sibilances disséminées dans toute la hauteur du poumon opposé.

Du 15 février au 28, la température se maintient entre 38,5 et 37°,5, minimum qu'elle n'atteint qu'un jour, le 23 février, sans jamais redescendre à la normale.

Le 1er mars, en procédant à un examen complet de la malade, on trouve que son appétit est notablement diminué bien qu'on ait toléré un régime mixte, ce qui entraîne un amaigrissement assez marqué et une teinte anémique caractéristique. Cependant jamais d'hémoptysies, jamais de sueurs nocturnes.

Elle tousse et crache toujours abondamment, mais si elle se plaint de névralgies lombo-abdominales assez tenaces, en revanche elle n'a plus de point de côté, pas de dyspnée.

A l'auscultation on trouve des râles de bronchite très disséminés et très fins dans toute la hauteur du poumon gauche, et des râles sous-crépitants fins à la base dans une étendue assez considérable.

Le 15 mars. — La température tombe enfin à la normale et pendant quelques jours se maintient à 37° et au-dessous. Les râles sous-crépitants inférieurs gauches ont presque totalement disparu. La malade se sent bien, elle mange avec appétit, commence à se lever, sans vertiges et sans bourdonnements d'oreilles. Tout fait croire à la guérison.

Mais *le 20 mars*, à l'occasion d'une épidémie de grippe très nette qui régnait dans la salle et s'est manifestée chez toutes les malades par une élévation de température et des phénomènes nerveux intenses, mais passagers, la malade fait brusquement une ascension thermique à 40°, sans symptômes pulmonaires et sous cette influence a, dans la journée du 21, deux syncopes successives très nettement constatées.

D'ailleurs, *à partir du* 21, la guérison se confirme. La fièvre tombe définitivement. Persiste seulement une diminution du murmure vésiculaire à gauche, à l'époque où la malade part en convalescence le 11 avril.

Bactériologie. — Les crachats ont été examinés à trois reprises différentes pendant tout le temps qu'a duré la période fébrile, et par les méthodes déjà énumérées on a constamment trouvé le diplocoque encapsulé Talaman Frœnkel.

Une ponction très aseptique aux derniers jours de la maladie a ramené quelques gouttes de sang spumeux, dont une partie a été examinée, renfermant quelques rares pneumocoques, dont l'autre diluée a été injectée à un lapin de poids moyen sans qu'il se manifestât aucun phénomène.

La culture des crachats et du sang pulmonaire n'a pas été faite.

Observation VIII

Congestion pulmonaire à pneumocoques prolongée ayant duré un mois et demi. Guérison (Personnelle).

Francine Big., 24 ans, typographe, entre le 7 février 1899 à l'hôpital de la Charité, salle Briquet, service du Dr Labadie-Lagrave, pour une toux assez fatigante qui lui dure depuis une semaine et dont elle n'avait jamais souffert, toux suivie d'une expectoration très abondante. Elle n'a pas de point de côté net, mais est assez gênée pour respirer, en même temps elle se sent faible, a tous les soirs de petits frissons, n'a plus d'appétit. Ces signes augmentant, elle entre à l'hôpital.

Température 39°, pouls assez rapide 96. Aspect souffreteux, chlorotique de la malade. Dypsnée légère. Pommette gauche colorée.

A l'inspection pas de voussure appréciable, pas d'inégalité du rythme respiratoire. A la palpation, aucune modification des vibrations thoraciques, faiblement transmises, mais à la percussion une submatité très nette au sommet gauche en avant sous la clavicule, et en arrière dans les fosses sus et sous-épineuses. L'auscultation révèle en cet endroit, surtout en arrière, du souffle et des râles crépitants perçus dans l'aisselle également. Il y a de la bronchophonie et de la pectoriloquie aphone.

Antécédents héréditaires et personnels. — Pas de tuberculeux dans sa famille. A eu quelques bronchites dont elle dit avoir parfaitement guéri.

On diagnostique une pneumonie du sommet gauche, mais une de ces pneumonies bâtardes développées au cours de la grippe et dont l'évolution ne sera pas normale. On réserve d'ailleurs le diagnostic et le pronostic par le fait, jusqu'après examen bactériologique qui donne les résultats que nous verrons plus loin.

Traitement. — Révulsion, toniques, diurétiques. L'état du cœur et des reins est satisfaisant.

Le 8 février. — Peu de modifications, température se maintient entre 39 et 39°.5.

Du 9 au 14 février, la température oscille entre 38°.7 et 39°.5, avec exacerbations vespérales. Les symptômes généraux restent les mêmes à peu de choses près. La toux, les crachats spumeux, aérés, très abondants, se divisant dans le verre en deux couches très nettes, restent les seuls signes fonctionnels. Seuls, les phénomènes stéthoscopiques se modifient : le souffle disparaît, et seuls, les râles crépitants persistent. Ils sont typiques, légèrement humides cependant, mais éclatant par bouffées à la fin de l'inspiration.

A partir du 15 février, la température s'abaisse progressivement de 5 dixièmes de degré en quinze jours, si bien qu'au 1ᵉʳ mars elle oscillait autour de 38°, supérieure le soir, jamais inférieure le matin.

Au 1ᵉʳ mars, la malade, qui avait perdu l'appétit, ne mangeait pas depuis près d'un mois, est très amaigrie, se sent très faible, a un teint pâle presque terreux. Cependant, elle ne se plaint pas de sueurs nocturnes. Cet état général joint à la localisation des symptômes au sommet fait redouter la tuberculose.

A partir du 1ᵉʳ mars, la température reste très longtemps (au moins 3 semaines) stationnaire, baissant faiblement, atteignant quelquefois 37°.6 pour remonter le lendemain. L'état général reste le même, l'appétit ne fait pas de progrès, les signes stéthoscopiques (râles crépitants et matité) ne se modifient pas.

Le 25 mars. — Température et pouls normaux ; la malade, qui est au régime mixte depuis assez longtemps mange d'un meilleur appétit et se sent mieux. Toujours des râles crépitants.

A partir du 25 mars, le mieux continue, l'appétit fait des progrès ; la malade commence à se lever sans fatigue. Signes stéthoscopiques moins étendus, mais gardant les mêmes caractères.

La malade sort en convalescedce, gardant toujours quelques légères modifications au sommet, mais complètement guérie et dans un état très satisfaisant.

Bactériologie. Les crachats ont été examinés à plusieurs reprises et par la même méthode. L'examen a toujours révélé la présence du pneumocoque. Dans les premiers jours, ce pneumocoque était virulent. Quelques parcelles de crachats, diluées dans l'eau, injectées à une souris, ont amené la mort en 24 heures : le sang du cœur et du péritoine, examiné, était une culture pure de pneumocoques.

Enfin, un cobaye, inoculé vers le 15ᵉ jour de l'affection, alors qu'on redoutait la tuberculose, n'a présenté que quelques malaises, une légère hyperthermie les premiers jours qui suivirent l'inoculation, mais ne devint pas tuberculeux.

OBSERVATION IX

Congestion pulmonaire à forme spléno-pneumonique, à pneumocoques (CARRIÈRE), in *Presse médicale*, 1898, nᵒ   , page 51).

Marcel C..., 29 ans, manœuvre, est entré à l'hôpital Saint-André ,le 5 juin 1894, se plaignant d'un point de côté gauche qui l'empêche de respirer.

Cet homme n'a jamais été malade, l'étude de ses antécédents héréditaires est négative.

Le 4 juin 1894, au soir, il a bu étant en sueur, un grand verre d'eau glacée. En rentrant chez lui, à 8 heures du soir, il a ressenti des frissons répétés en même temps qu'apparaissait un point de côté gauche très violent. Ces symptômes persistaient encore le lendemain matin, après une nuit d'insomnie, le malade étant oppressé et toussait, la toux était pénible et quinteuse. La fièvre était vive.

C'est sur ces entrefaites qu'il s'est décidé à entrer à l'hôpital, où il est placé dans le service de M. le Pʳ Pitres, salle 16, lit 2.

Au moment où nous l'examinons (le 6 juin), la fièvre est vive (40°), le pouls fréquent (110).

Le point de côté persiste dans la région sous-mammaire gauche, la toux est pénible, sèche, quinteuse et suivie d'une expectoration visqueuse, blanchâtre, semblable à une solution de gomme ; on y trouve quelques stries sanguinolentes. Le côté gauche est immobile, ne respire pas. Il est augmenté de volume (44 de ce côté, 41 1/2 à droite).

Dans les deux tiers inférieurs en arrière et à gauche, les vibrations vocales ont disparu. La matité dans cette région est absolue. L'oreille, appliquée dans cette zone mate, y constate la disparition du murmure vésiculaire. On y perçoit cependant quelques fines crépitations disséminées, fugitives, et qui n'existent guère que dans les fortes inspirations.

Au niveau de l'angle inférieur de l'omoplate gauche, on entend un souffle expiratoire aigu en e. Dans cette même région, il y a de la pectoriloquie aphone et de l'ægophonie.

Rien du côté droit.

En avant, pas de signe du cordeau. L'espace de Traube a conservé sa forme et ses dimensions normales. L'examen physique de cette partie de la poitrine ne nous révèle que l'existence du schéma de suppléance de Grancher.

Notre diagnostic demeurant hésitant entre pleurésie avec épanchement et spléno pneumonie, nous pratiquons, avec les précautions habituelles, une ponction exploratrice au niveau du septième espace intercostal gauche, sur la ligne axillaire postérieure.

Nous ne retirons qu'avec peine la valeur d'un quart de centimètre cube d'une sérosité sanglante et visqueuse qui, comme nous le verrons plus tard, nous servira pour l'examen bactérioscopique. Une deuxième ponction ne nous donne que quelques gouttes de sérosité. Notre hésitation tombait devant cette ponction négative, et nous nous arrêtâmes au diagnostic de spléno pneumonie gauche.

Les symptômes observés chez notre malade allèrent en

s'amendant, pendant les huit jours qui suivirent, le point de côté et la dyspnée disparurent, la fièvre baissa progressivement mais les signes stéthoscopiques restèrent sensiblement les mêmes.

Vers le dix-septième jour de la maladie, la respiration reparut, bronchique, rude, légèrement soufflante. L'ægophonie fut remplacée par la broncho-ægophonie, la sonorité reparut en même temps que les vibrations vocales, et l'on entendit, au niveau de la base gauche, de nombreux râles sous-crépitants à bulles moyennes.

Un mois après, le 6 juillet 1894, le malade était complètement guéri. Nous l'avons depuis totalement perdu de vue.

Bactériologie. — Les crachats, examinés au troisième jour de la maladie sur des lamelles colorées par la méthode de Lœffler, renfermaient de nombreux diplocoques entourés d'une légère auréole, mais dont la capsule ne se voyait que sur les lamelles colorées par la fuschine phénique. Ces diplocoques encapsulés prennent le Gram : ils sont donc identiques par leurs caractères morphologiques au pneumocoque de Talaman-Fraenkel.

La sérosité visqueuse retirée par la ponction exploratrice étalée sur les lamelles, renfermait, elle aussi, des diplocoques encapsulés, colorables par le Gram.

Avec ce liquide, nous avons ensemencé des tubes de bouillon qui se troublèrent après vingt-quatre heures de séjour à l'étuve à 30°. Les microorganismes de cette culture étaient identiques à ceux des crachats et de la sérosité sanguine provenant du poumon, moins la capsule. Sur gélose, les ensemencements en stries donnèrent naissance à de petites colonies arrondies, à peine saillantes et transparentes.

Nous avons inoculé le bouillon de culture au troisième jour et au cinquième jour après l'ensemencement.

Le premier, injecté dans le tissu cellulaire sous-cutané d'un lapin de 1^{kgr},850, produisit les phénomènes suivants : au deuxième jour après l'inoculation, fièvre (40°), abattement, anorexie, frissons. Le troisième jour, fièvre (39°,2), vomissements, diarrhée. Le cinquième jour, guérison.

La seconde culture, inoculée à un lapin de 1ᵏᵍ942, dans le tissu cellulaire de l'oreille produisit une légère inflammation locale sans phénomènes généraux.

OBSERVATION X

Congestion pulmonaire à pneumocoques à forme spléno-pneumonique atypique ayant duré trois mois. — Guérison (Observation présentée par MM. CAUSSADE et LAUBRY à la *Société médicale des Hôpitaux*, le 3 avril 1898). RÉSUMÉ.

Le 2 mars 1898 entre à l'hôpital Saint-Antoine, salle Marjolin, lit n° 13, le nommé Lar... Alf., âgé de 49 ans.

Il est entré pour un point de côté assez violent datant de 3 jours siégeant à gauche. Cette douleur s'est installée, progressivement accompagnée de céphalée, d'insomnie, de sueurs nocturnes, d'anorexie et de quintes de toux répétées, surtout marquées le soir et suivies d'une expectoration verdâtre, non fétide. Température 39°,2. Pouls 90.

INSPECTION. — L'ampliation respiratoire est diminuée à gauche et de ce côté le diamètre de la cage thoracique est sensiblement augmentée.

PERCUSSION. — Matité absolue dans toute la hauteur du poumon gauche.

PALPATION. — Vibrations abolies dans toute la zone de matité.

AUSCULTATION. — Silence complet, cependant après de violentes quintes de toux on perçoit dans la région axillaire un léger souffle lointain, voilé, à peine appréciable; il n'y a ni broncho-phonie, ni pectoriloquie aphone. L'espace de Traube est disparu, le cœur est un peu dévié.

Du côté droit de la poitrine simplement respiration puérile.

L'on pourrait donc penser à un épanchement d'environ 3 litres ; mais le cœur n'est pas dévié en rapport avec une semblable quantité de liquide, la matité n'est pas véritablement hydrique et surtout l'on perçoit après la toux des frottements, râles très fins à la base.

Il ne pouvait être question de pleurésie ; seule l'évolution de la maladie pouvait nous fixer sur la nature de l'affection, voici comment elle se fit :

Le 20 mars, l'état général était aussi grave ; les troubles fonctionnels les mêmes, quoique moins marqués.

La température qui avait oscillé entre 39 et 40°, s'abaissait le 18 dans la soirée à 37°,6 pour remonter le lendemain à 39°. La courbe d'ailleurs fut capricieuse dans tout le cours de la maladie, telle qu'on ne l'a jamais rencontré dans aucune pneumonie massive. Les signes stéthoscopiques sont ceux du début. A la fin de mars seulement ils commencent à se modifier. A mesure que l'expectoration devient rougeâtre et spumeuse, les vibrations thoraciques sont perçues au sommet gauche ; à ce niveau apparaissent des râles sous-crépitants, tandis qu'à la partie moyenne et à la base on entend un souffle se rapprochant du souffle pleurétique.

Le 31 mars, la température descend ; en deux jours, sans faire escalier, elle revient à la normale ; puis la fièvre se rallume, oscille entre 38 et 39°, retombe le 5 avril à 37°,5 et se maintient entre 37°,6 et 38°,4.

Cette nouvelle poussée fébrile a correspondu à une poussée congestive du côté du poumon droit.

Le 15 avril, elle est étalée des parties inférieures à la moitié du poumon qu'elle ne dépasse pas toutefois (submatité, râles sous-crépitants fins, humides, éclatant par bouffée à la fin de l'inspiration, bronchophonie) et cependant elle se retire lentement et insensiblement à gauche.

L'état général s'est aggravé ; l'aspect du malade, sa teinte terreuse, son amaigrissement très prononcé, l'expectoration quinteuse, purulente, très abondante, les oscillations de la température pourraient faire redouter la bacillose, une pneumonie caséeuse, diagnostic écarté comme nous le verrons tout à l'heure par l'examen bactériologique.

Dans le cours du mois de mai la température oscille entre 38 et 39°.

L'expectoration reste la même, jamais elle n'a été fétide, l'état général reste stationnaire, mais le facies est plus coloré, la teinte n'est plus terreuse. L'exsudat se liquéfie à gauche; on commence à percevoir les vibrations thoraciques à la base, il n'y a plus de souffle, la respiration est rude; les râles sous crépitants sont les mêmes et aussi les frottements de la base.

Du côté droit pas de modifications.

Alors s'installe la dernière période de la maladie du 29 mai au 30 juin, époque à laquelle le malade entre en convalescence. La température est à la normale le 15 juin; elle fournit une dernière courbe se chiffrant par 37°,5, 37°,8, 38°, elle se détend et le 30 juin elle atteint enfin 36°,8. Cette période est marquée par la résolution complète de la congestion du poumon gauche et la disparition du second foyer, qui, apparu un mois après le premier, constitué assez rapidement, resta immobile sans passer comme l'autre par les phases de silence respiratoire, de bouffées congestives et de retour à la respiration normale. Seule l'expectoration persistait et malgré ce symptôme la guérison pouvait être considérée comme complète el 13 juillet.

Examen bactériologique. — Dès le début de la maladie, et surtout quand les symptômes généraux purent faire penser à une transformation caséeuse de l'affection, il était intéressant de faire l'examen des crachats et aussi du sang obtenu par ponction du poumon.

Le 20 mars, les crachats recueillis aseptiquement furent inoculés à une souris blanche qui mourut dans les dix-huit heures; avec le sang de son cœur et le frottis de ses poumons on obtint des pneumocoques Talamon-Fraenkel purs. Par la méthode de Ziehl il ne fut pas possible de déceler la présence du bacille tuberculeux de Koch. L'examen répété à plusieurs reprises donna les mêmes résultats. Dans les premiers jours de mai un cobaye fut inoculé; il ne mourut pas spontanément, mais il fut sacrifié au bout de quatre semaines et à l'examen de ses poumons on ne put déceler la présence du bacille de la tuberculose.

Enfin le 29 mai, à un nouvel et dernier examen, huit gouttes de crachats diluées dans l'eau amènent par infection la mort d'une souris blanche en 18 heures. Le sang du cœur et les poumons sont farcis de pneumocoques. La virulence de ces derniers ne s'est donc pas atténuée un seul instant.

CONCLUSIONS

1° Le pneumocoque Talamon-Fraenkel est l'agent
pathogène manifeste d'un certain nombre de congestions
pulmonaires idiopathiques. De celles-ci il est donc permis
de détacher et de décrire le groupe des congestions pulmonaires à pneumocoques ;

2° Au point de vue clinique le pneumocoque peut déterminer de nombreuses variétés, la forme maladie de
Woillez, spléno-pneumonique de Grancher, et pleuro-pulmonaire de Potain, auxquelles on doit rattacher certains cas
où l'affection traîne en longueur, et qui nous paraissent
justifier la description à part de deux formes anormales,
l'une de la maladie de Woillez, l'autre de la maladie de
Grancher ;

3° Dans presque toutes ces formes le pneumocoque a
une virulence atténuée. Mais il est impossible de généra-
liser et de décrire à côté de la pneumonie franche la
pneumococcie atténuée, car il est des congestions à pneumocoques où celui-ci possède et garde pendant longtemps
toute sa virulence ;

4° Il est possible de reconnaître une congestion pulmonaire à pneumocoques à certains caractères cliniques. Néanmoins, l'examen bactériologique complet sera toujours nécessaire pour en affirmer la nature ;

5° Dans toutes les formes décrites et étudiées le pronostic est favorable ; la guérison est la règle ; et si le terme pneumococcie atténuée est quelquefois impropre, celui de pneumococcie bénigne, ne s'appuyant que sur l'évolution clinique ordinaire, pourrait être adopté.

BIBLIOGRAPHIE

Alfaro Gregorio. — Infeciones anomales de los organos respiratorios. Buenos-Ayres, 1892, observation III, p. 70.

Bandnidler (Mlle). — Contribution à l'étude de la spléno-pneumonie chez l'enfant. *Thèse*, 1892.

Baudet. — *Thèse*. Paris, 1881.

Bernheim. — *Société médicale:* Est, 1889.

Cadet de Gassicourt. — Traité des maladies de l'enfance, 1880.

Carrière. — *Archives cliniques de Bordeaux*, septembre 1897, p. 325.

— *Presse médicale*, 26 janvier 1898, p. 51.

Dreyfus-Brissac. — *Archives de médecine*, 12 juillet 1895.

Grancher. — Maladies de l'appareil respiratoire. 1870, p. 492.

Grasset. — Leçons de clinique médicale, 1896.

Macaud. — Des rapports de la congestion pulmonaire et de pneumonie abortive. *Thèse*, Paris, 1897.

Mader. — Un cas de pneumonie intermittente à diplocoques. *Wiener clin. Woch.*, n° 22, 1896.

Moringlane. — De la congestion pulmonaire idiopathique. *Thèse*, Bordeaux, 1895.

Potain. — Congrès du Havre, 1878.

— Congrès de Rouen, 1883.

— *Semaine médicale*, 1894 (de l'œdème pulmonaire).

— *Médecine moderne*, juillet 1895.

Queyrat. — *Revue de médecine*, 1885, p. 23 et suivantes.

— *Gazette des Hôpitaux*, n° 70, 1893.

Woillez. — *Archives de médecine*, 1854, t. III.

— *Archives de médecine*, 1868, t. VIII.

— Traité clinique des maladies aiguës des organes respiratoires, 1872.

CHARTRES. — IMPRIMERIE DURAND, RUE FULBERT.